AF404025

Dʳ Jules LEMONNYER
DE L'UNIVERSITÉ DE PARIS

CONTRIBUTION A L'ÉTUDE

DE

L'ASTHME CHEZ LES ENFANTS

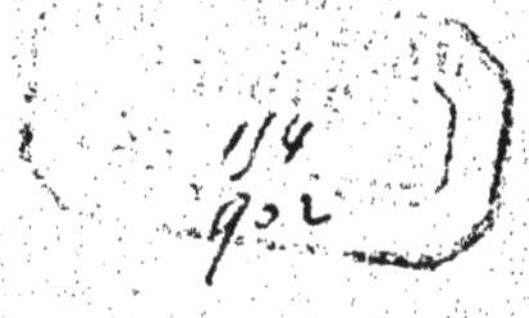

PARIS

Jules ROUSSET

36, RUE SERPENTE

1902

Dr Jules LEMONNYER

DE L'UNIVERSITÉ DE PARIS

CONTRIBUTION A L'ÉTUDE

DE

L'ASTHME CHEZ LES ENFANTS

PARIS

Jules ROUSSET

36, Rue Serpente

1902

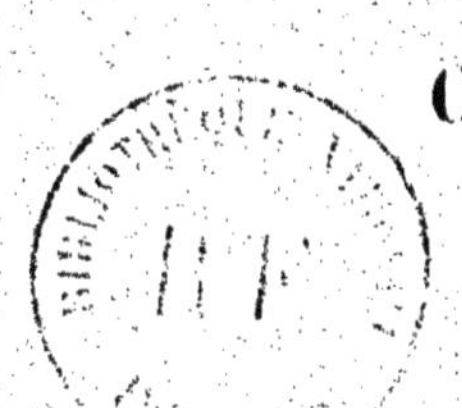

A LA MÉMOIRE DE MA MÈRE

A MON PÈRE

A MON FRÈRE

A MES PARENTS

A MES AMIS

A MON PRÉSIDENT DE THÈSE

MONSIEUR LE PROFESSEUR BRISSAUD

Médecin de L'Hôtel-Dieu
Chevalier de la Légion d'honneur

INTRODUCTION

Pendant notre stage hospitalier aux Enfants-Malades dans le service de M. le docteur Comby, nous avons pu voir et examiner plusieurs cas d'asthme infantile.

Autorisé et encouragé par notre maitre, nous entreprenons non pas d'introduire des faits nouveaux, mais de mettre en relief quelques points intéressants de cette maladie.

Notre but est d'étudier surtout l'origine arthritique de l'asthme infantile, ses relations avec certaines dermatoses et en particulier avec l'eczéma.

Chemin faisant nous étudierons la symptomatologie de l'accès, ce qui permettra de faire un diagnostic exact et un traitement vraiment efficace.

Mais avant de commencer, nous sommes heureux d'avoir un devoir à remplir envers nos maitres qui ont consacré tous leurs efforts à notre enseignement.

Nous prions M. le docteur Perrin de la Touche, directeur de l'Ecole de Médecine de Rennes, M. le docteur Dayot, notre professeur de Clinique Chirurgicale de

Rennes, M. le docteur Maygrier de la Faculté de Médecine de Paris, de bien vouloir accepter l'hommage de notre plus vive gratitude.

Nous remercions en particulier M. le docteur Bertheux de l'École de Médecine de Rennes pour son enseignement et pour ses soins dévoués qu'il nous prodigua au cours d'une maladie contractée pendant un de nos stages.

M. le docteur Comby, médecin des hôpitaux de Paris, nous donna le sujet de notre thèse ; son aide et ses conseils ont facilité notre tâche, nous le prions de recevoir l'expression la plus respectueuse de notre reconnaissance.

M. le professeur Brissaud a daigné accepter la présidence de notre thèse ; nous le prions de vouloir bien agréer l'expression de notre profonde gratitude.

HISTORIQUE

Trousseau dans les Cliniques Médicales de l'Hôtel-Dieu publiant le cas d'un enfant atteint de crises d'asthme qu'il avait soigné à deux reprises pour une broncho-pneumonie et chez lequel à la troisième visite la courte durée de la maladie antérieure lui permit de rectifier son diagnostic dit : « C'était la première fois que je me « trouvais aux prises avec de semblables accidents chez « un jeune sujet, ou plutôt c'était la première fois que « je connaissais leur nature, car alors rappelant mes sou- « venirs, il m'en revenait en mémoire un certain nom- « bre d'exemples dont j'avais été le témoin sans com- « prendre leur signification ».

Le diagnostic de l'éminent clinicien fut un trait de lumière dans cette partie de la pathologie infantile, car ainsi que le dit le docteur Moncorvo, beaucoup de patho-logistes avaient à cette époque la croyance que l'asthme n'existait pas chez les enfants.

En effet, pendant la première moitié du xixe siècle, l'asthme infantile était chose inconnue, et nous croyons, nous sommes même persuadé que beaucoup de bons cliniciens actuels laissent passer tous les jours de véritables crises d'asthme sans les reconnaître.

Aussi notre étude ne va pas mettre en lumière des faits nouveaux, mais par nos observations, par leur discussion, par les faits cliniques nous voulons affermir encore davantage, si c'est possible, ce grand chapitre : l'asthme chez les enfants.

Revenant en arrière, nous voyons que c'est seulement vers 1850 que Hyde Salter, en Angleterre, publia dans une statistique révélatrice 19 cas d'asthme chez des enfants de 1 à 10 ans. L'éveil étant donné nous voyons se succéder les travaux de nombreux auteurs apportant chacun leurs documents à la construction de cet intéressant chapitre.

Trousseau dans les Cliniques médicales de l'Hôtel-Dieu, se souvenant de sa précédente erreur, publie deux nouvelles observations.

En 1885, le Docteur Moncorvo de Rio de Janeiro voit 48 cas et fait remarquer que cette affection est plus fréquente dans les pays chauds que dans les contrées tempérées, qu'elle frappe indistinctement les deux sexes, les métis et les nègres. Cet auteur déclare que dans ces zones tropicales la syphilis et le paludisme se manifestent souvent par de nombreuses crises de pseudo-asthme. Cette remarque est peut-être erronée, car ainsi que nous l'apprend notre maître le docteur Comby, nous ne saisissons guère la relation entre l'asthme, la syphilis et le paludisme.

Parrot, sur 47 cas, en compte 10 relativement à des enfants de 1 à 10 ans, parmi lesquels l'un avait 4 jours, un autre 28 et un troisième 3 mois.

Le professeur Germain Sée dans le Dictionnaire Jaccoud, nous donne une description magistrale de l'accès d'asthme chez l'enfant avec sa dyspnée subite, ses râles sonores. En 1885, dans le *Journal de Thérapeutique*, il remarque sa fréquence et cite 42 cas : 2 enfants étaient âgés de 2 à 3 ans ; 5 avaient 4 ans ; 5 autres 4 à 8 ans ; enfin 30 de 8 à 15 ans ; sur ce nombre 10 avaient une dermatose, surtout les très jeunes, mais il déclare que tous ses petits malades avaient de bons antécédents héréditaires.

Politzer publie 5 observations d'enfants de 5 à 14 ans et considère l'asthme comme une maladie essentielle et autonome.

Nous arrivons alors aux traités récents de pathologie infantile qui nous donnent tous une étude classique de l'asthme.

Au point de vue clinique, le professeur Bouchard nous enseigne que cette affection est une manifestation de la diathèse arthritique et que nous y trouvons toujours les 3 symptômes suivants : dyspnée nerveuse, emphysème et exsudation bronchique.

En octobre 1888, le docteur Descroizilles eut deux jeunes asthmatiques dans son service; l'un d'eux, Christ... Maurice, y séjourna longtemps, et cet auteur eut la bonne fortune d'assister à plusieurs crises, ce qui lui permit de publier une observation clinique complète d'une très grande valeur. Toutefois nous nous permettons de discuter une de ses conclusions : « Je ne crois pas

« qu'il puisse y avoir dans l'enfance un asthme dar-
« treux, ou du moins on doit le considérer comme très
« fréquent. » Or, la publication de nos observations prouvera que l'eczéma et l'asthme sur un même sujet est un
fait presque constant. D'autre part, ce même auteur
ajoute : « On doit regarder comme bien invraisemblable
« que la dyspnée soit d'origine goutteuse ou rhumatis-
« male dans le jeune âge. » L'examen des antécédents
héréditaires chez nos petits malades prouvera le con-
traire.

Dans ces dernières années, le professeur Brissaud, le
professeur Grancher, le professeur Dieulafoy relatent
l'origine diathésique de l'asthme infantile et enfin nous
lisons dans le Traité des Maladies de l'Enfance du docteur Comby : « L'asthme infantile est une névrose ca-
« ractérisée par des accès de dyspnée intense avec catar-
« rhe bronchique ; il fait partie d'une maladie générale
« qu'on désigne sous le nom d'arthritisme, il se rencon-
« tre chez les enfants de souche nerveuse. »

Ces rapports avec l'arthritisme et en particulier avec
l'eczéma feront notre second chapitre.

Rapports de l'Asthme avec
l'Arthritisme et en particulier avec l'Eczéma

Nous ne pouvons mieux commencer ce chapitre qu'en
citant les propres paroles du docteur Comby : « Pour qui
« sait voir et qui veut scruter les antécédents personnels et
« héréditaires des enfants asthmatiques, un lien de
« parenté se montre entre ces troubles morbides et d'autres
« manifestations plus ou moins dissemblables. Bien évi-
« demment l'asthme vrai fait partie du groupe naturel
« des affections arthritiques qui ne sauraient être sépa-
« rées, car elles forment un tout compact et indissoluble. »

La lecture de nos observations fera saillir les idées de
notre maitre et nous y verrons l'hérédité directe venant
du père et de la mère, qui sont soit des asthmatiques,
soit des obèses, soit des migraineux ou des eczémateux.
Dans nos observations V et XIII l'hérédité a franchi les
parents de l'enfant, mais on la retrouve chez les grands-
parents.

En effet, suivant toujours son cours, l'arthritisme est
une diathèse qui ne se perd jamais, et dans la succession
des membres d'une famille, on retrouve toujours une ou

plusieurs traces de son passage et ceci nous amène maintenant à parler d'une association fréquente, l'asthme et l'eczéma.

En parlant d'hérédité, remarquons que nos petits malades ne sont pas tous d'origine franchement arthritique ; quelques-uns sont issus de parents épileptiques, hystériques, aliénés, maladies à formes nerveuses et dérivant de l'arthritisme ; aussi dirons-nous que ces enfants ont eu une origine neuro-arthritique.

Nous venons de dire que l'eczéma et l'asthme étaient souvent associés, voyons ce qui sera intéressant dans cette étude.

Les rapports de l'asthme et de l'eczéma ont été vivement combattus, d'abord par le professeur Hardy qui n'admettait pas cette alternance de l'asthme et de la dermatose, bien qu'il en ait constaté plusieurs fois la coïncidence. En prenant nos observations nous avons été frappé par le nombre considérable d'eczémas que nous rencontrions chez nos petits malades, aussi avons-nous étudié quelques travaux basés sur cette coïncidence.

En principe, nous posons que l'eczéma est une manifestation arthritique et l'asthme ayant la même origine, il s'ensuit une relation constante et étroite entre ces deux syndromes.

Il est vrai que le docteur Legendre n'admettait pas l'hérédité constante et fatale ; le docteur Moncorvo a cité des familles de six à quatorze enfants dont aucun ne présenta la moindre trace d'asthme, bien que le père et la mère fussent de grands asthmatiques ; quant à nous, est-ce simple coïncidence, nous ne le savons, mais en tout cas chez nos petits malades nous avons toujours trouvé une hérédité arthritique soit chez les parents, soit chez les grands-parents.

Si nous nous reportons à la vieille doctrine de l'arthritisme si vaillamment défendue par le professeur Bouchard et qui reste toujours debout, malgré les nombreuses attaques qu'elle a eu à subir, nous expliquerons la coïncidence de l'eczéma et de l'asthme d'une manière très simple. Nous savons que l'eczéma est un exutoire de la diathèse par où sortent les *humeurs peccantes*. Cet exutoire vient-il à être supprimé, il est remplacé par un nouvel exutoire, l'accès d'asthme qui, lui aussi, servira de porte de sortie pour les poisons de l'organisme. Nous nous trouvons donc en présence de la théorie des métastases, elle nous semble vraie dans le cas qui nous occupe et tout en l'admettant nous serrerons de plus près les rapports entre l'eczéma et l'asthme.

Nous nous avançons donc plus loin, et comme nous savons que l'asthme est d'origine réflexe, nous admettrons une relation de cause à effet. Nous dirons que par suite d'un état de nervosisme ou d'irritabilité spéciale chez les enfants chétifs, une excitation part du tégument malade pour aboutir par réflexe à la crise d'asthme.

Ch. West est également très affirmatif ; il n'a jamais vu un enfant avoir des poussées d'eczéma longues et persistantes, difficiles à guérir, sans qu'il s'ensuive dans un délai plus ou moins bref de fortes crises d'asthme. Nous voici donc en présence d'une théorie qui semble exacte ; d'ailleurs la physiologie en est rationnelle, la lésion cutanée excite les nerfs centripètes se rendant au centre respiratoire bulbaire et le réflexe se manifeste sur les nerfs moteurs inspirateurs. Le professeur Germain Sée compare cette excitation à celle du froid brusquement appliqué sur une plaie.

Nous irons même plus loin, et nous ferons remarquer qu'il y a souvent alternance entre les poussées eczématiformes et les crises d'asthme. De nombreux auteurs ont noté cette alternance ; nous citerons l'observation de Raynaud en 1876 qui nous présente des malades chez lesquels un eczéma, une poussée urticarienne venant à disparaître sont remplacés aussitôt par des accès de dyspnée asthmatiforme.

L'alternance n'existe pas toujours, car souvent les lésions cutanées ont précédé de plusieurs mois, de plusieurs années les accès d'étouffement ; d'ailleurs les paroles suivantes de Trousseau sont maintenant une vérité scientifique : « Dartres, rhumatismes, hémorrhoïdes sont « des affections que l'asthme peut remplacer et qui peu- « vent remplacer l'asthme. »

Germain Sée dans sa pratique hospitalière sur 42 malades relève 10 cas coïncidant avec l'eczéma simple ou lichénoïde.

En 1899, le docteur H. Neville Taylor publia dans le *New-York medical journal* une note clinique sur les relations entre l'eczéma et l'asthme : cet auteur nous rapporte l'observation d'un petit malade, issu de mère asthmatique, qui à l'âge de 6 ans eut une poussée intense d'eczéma durant 6 mois ; cette poussée était donc longue et persistante ; l'année suivante, seconde poussée d'eczéma, qui fut suivie de la première crise d'asthme et alors pendant plusieurs semaines, ces deux manifestations de la diathèse arthritique alternèrent avec persistance. Le malade avait la face, le tronc et les membres couverts de placards, qui, traités énergiquement, disparurent, laissant toutefois une peau sèche et squameuse tandis que les accès d'oppression disparurent complètement. L'auteur plaçait cet eczéma sur le compte d'une toxidermie, par un liquide humoral passant dans le sang, et il laissait penser que l'uricémie était peut-être la lésion dominante.

En passant, citons toutefois l'opinion du professeur Germain Sée, qui au point de vue thérapeutique, note une certaine discordance entre l'eczéma et l'asthme, car, dit-il, celui-ci guérit par l'iodure, tandis que l'autre guérit par l'arsenic.

Nous finirons ce chapitre par une théorie vraiment séduisante qui liera d'une manière beaucoup plus étroite les rapports entre l'eczéma et l'asthme.

Nous avons vu qu'il y avait alternance souvent brusque entre la dermatose et les accès d'oppression : ne serait-il pas permis de supposer qu'à l'exanthème cutané succéderait un énanthème siégeant sur la muqueuse bronchique ? Le gonflement aigu des cellules de la muqueuse bronchique amènerait, par irritation des nerfs sensitifs, l'éclosion des accès, c'est-à-dire que le réflexe partirait d'un point pour revenir au même point, la lésion cutanée étant remplacée par une lésion muqueuse.

Ceci est une pure hypothèse, rendue acceptable par la remarque suivante que nous avons faite : nous avons lu dans la pathogénie de la crise d'asthme, que celle-ci pouvait être expliquée par un afflux séreux provenant de la muqueuse bronchique et qui amènerait par un spasme des muscles de Reissenssen, l'asphyxie rapide et passagère. N'est-il pas permis de supposer que cet afflux séreux provient de lésions suintantes, de placards eczématiformes des bronches ? En effet, nous savons que l'eczéma cutané est une lésion sécrétoire, pourquoi n'en serait-il pas de même de la dermatose bronchique ?

D'ailleurs, en feuilletant le *British Medical Journal* de l'année 1899, nous sommes tombé par hasard sur une observation thérapeutique très intéressante pour le cas qui nous occupe, mais avant ouvrons une parenthèse qui éclaircira beaucoup la déduction que nous allons faire : nous admettons et nous employons tous les jours la belladone dans le traitement de l'asthme comme médicament antispasmodique et nous obtenons de bons résultats que nous mettons directement sur le compte du pouvoir antinervin de la belladone. Or, le docteur H. B. W. Symons, dans deux cas d'eczéma cutané, longs à guérir et qui avaient résisté à tous les moyens, employa la belladone ; il donna X gouttes trois fois par jour. Au bout de quelque temps « the copious secretion » s'arrêta, l'irritation diminua et une grande amélioration s'ensuivit. Devant ce fait nous supposons que la belladone si souvent employée avec succès chez les jeunes asthmatiques agit non seulement comme modérateur du système nerveux en général, mais aussi directement sur l'énanthème eczématiforme de la muqueuse bronchique en diminuant la sécrétion et supprimant le spasme consécutif.

Ceci est, nous le répétons, une pure hypothèse qui d'ailleurs a déjà été émise par Duclos, de Tours : « Les « asthmatiques sont des herpétiques, dit-il, et j'estime « qu'il se fait sur la membrane muqueuse pulmonaire, « une poussée eczémateuse analogue à celle que nous « voyons si souvent sur d'autres membranes muqueuses « ou sur la peau. » Le docteur Loque, dans sa thèse sur l'asthme essentiel, parue en 1894, ajoute : « Personnel- « lement, j'ai eu une attaque d'asthme, après avoir « mangé des moules ; ne se pourrait-il pas qu'une poussée « urticarienne au niveau des bronches eût amené ces « accidents ? »

Et de ce fait, par la lecture des auteurs qui nous ont précédé, par l'examen de nos observations, nous voyons si souvent l'eczéma et l'asthme coïncider que nous avons été amené à resserrer de très près leurs rapports.

Etude clinique de l'asthme chez les enfants

Au début de ce chapitre nous annonçons que nous laissons complètement de côté la pathogénie : contraction des muscles de Reissessen, spasme des inspirateurs, etc., ne sont que de pures hypothèses ; tout ce que nous savons, c'est que l'accès d'asthme est un réflexe passant par le bulbe, et maintenant abordons l'étude clinique.

Quoique déjà faite et d'une façon brillante par nos maîtres, il existe néanmoins certains auteurs qui consacrent à peine quelques lignes au chapitre de l'asthme chez l'enfant, le fusionnant avec celui de l'adulte. En effet en 1885 on lisait dans le Traité classique du docteur Bouchut : « L'asthme chez les enfants n'est jamais qu'un « symptôme : 1º de la compression des bronches ou du « pneumogastrique par des tumeurs tuberculeuses ou « par un abcès du médiastin ; 2º de la tuberculose pulmo- « naire ; 3º de la bronchite chronique avec emphysème ; « 4º des tumeurs du thymus comprimant la trachée ; « 5º enfin, des maladies organiques du cœur. »

A côté de cette opinion peu partagée, nous trouvons le grand nombre des auteurs qui présentent avec insistance les différences considérables dans l'accès suivant l'âge du sujet, c'est avec ces derniers que nous nous rangerons, aussi avons-nous cru bon de rappeler les principaux symptômes qui caractérisent la crise ; et nous verrons si la maladie laisse des traces sur l'organisme.

Le médecin peut avoir la bonne fortune d'être appelé au moment de la crise et il peut souvent porter un diagnostic facile ; pas toujours, comme le prouve trop clairement l'observation I de Trousseau, mais il peut ne voir le petit malade que le lendemain, et il faut qu'il sache qu'il a devant lui un jeune asthmatique car le traitement bien dirigé aura une influence considérable. Aussi sommes-nous du même avis que le docteur Moncorgé qui dans une observation parue dans le *Lyon Médical* en juin 1895 constatait « qu'il restait encore assez de points intéressants à étudier et assez de surprises pour étonner et désorienter le médecin. » D'un autre côté, le professeur Brissaud écrit dans le Traité Charcot : « L'asthme vrai, semble-t-il, est par lui-même et pour lui-même, il ne dépend que de son bon plaisir ».

Chez l'adulte la crise débute brusquement sans prodromes presque toujours la nuit, tandis que chez l'enfant l'accès a lieu aussi bien la nuit que le jour. L'accès a une allure souvent périodique, revenant souvent aux mêmes heures, et les crises vont en s'affaiblissant, mais un fait absolument particulier à l'asthme infantile, c'est qu'un beau jour il disparaît complètement pour ne plus revenir ou du moins la diathèse change de manifestation, tandis que chez l'adulte il persiste souvent jusqu'à la mort.

Quels sont les principaux caractères de l'accès ?

L'enfant est ordinairement bien portant, rien ne fait prévoir une crise d'asthme, bien qu'il arrive, ainsi que l'a fait remarquer Bayet, qu'une petite crise d'asthme prémonitoire éclate et passe souvent inaperçue, avant la grande crise qui terrifie les parents ; d'autres fois, dit le docteur Descroizilles, le petit malade éprouve des chatouillements prémonitoires du côté de l'arrière-gorge.

L'apparition de la crise, chez un prédisposé naturellement, peut avoir des causes vagues et générales. Une émotion, un chagrin, une promenade un peu fatigante suffisent pour provoquer l'accès. Le docteur Descroizilles nous rapporte qu'à l'occasion du jour de l'an un de ses petits malades asthmatiques lui adressa dans la matinée un compliment fort bien tourné. Naturellement les débuts oratoires avaient excité le jeune malade qui dans l'après-midi eut une crise d'asthme, la plus forte qu'il ait jamais eue.

La seconde observation du même auteur est également très probante: le petit malade âgé de 14 ans s'était beaucoup promené dans la journée du 14 juillet 1890 ; de même dans la soirée il avait beaucoup marché et l'on sait les brusques changements de température que l'on peut éprouver en traversant les foules, aussi le lendemain l'enfant fut pris d'une forte crise d'asthme, suivie de beaucoup d'autres pendant les semaines suivantes.

Voici la crise arrivée, prenons un cas typique, que verrons-nous ?

La face du petit malade est rouge, cyanosée, l'oppression est forte et alors nous notons un symptôme d'une
grande valeur chez l'enfant, c'est la fréquence des mouvements respiratoires.

Ce fait est absolument en discordance avec ce que
nous savons chez l'adulte. Ces mouvements respiratoires
si fréquents nous expliquent les erreurs nombreuses qui
ont été faites par beaucoup d'auteurs et en particulier
par Politzer et Trousseau qui se laissant impressionner
par cette dyspnée avaient diagnostiqué broncho-pneumonie
ce qui n'était qu'une crise d'asthme. Bayet a compté 40
inspirations à la minute chez un enfant de 9 ans et demi ;
Politzer chez un enfant de 16 mois a noté 50 inspirations ; Chaussier chez un bébé de 7 mois a compté 60
inspirations. Il nous semblerait donc que plus l'enfant est
jeune, plus les mouvements respiratoires sont fréquents
et qu'à mesure que l'enfant grandit, ils diminueraient, ce
qui permettrait d'expliquer une transition vers la crise
de l'adulte.

Cette fréquence de la dyspnée peut s'expliquer, car
nous savons que chez l'enfant la respiration est très
rapide et il suffit de la moindre excitation pour l'accé-
lérer davantage.

L'accès d'étouffement dure un certain temps, l'enfant
asphyxiant se cramponne au bois de lit, aux personnes
qui l'entourent, puis au moment où les assistants ont le
plus d'inquiétude, on voit les inspirations au lieu d'être
brèves et rapides devenir plus longues, les mouvements
respiratoires plus amples, la toux reparaît, l'enfant n'a

plus les membres contracturés, la face reprend sa coloration normale et l'enfant calme se laisse recoucher.

La crise dure environ une heure, mais on l'a vue continuer pendant 5 heures ; il faut dire que le traitement par inhalations de pyridine, par fumigations de datura peut la diminuer et même la faire avorter.

Le pouls reste bon, bien que fréquent, environ 110 à 120 pulsations par minute, souvent il y a hypertrophie cardiaque. La percussion de la poitrine est sonore, le foie est refoulé en bas. L'auscultation fait entendre des râles sibilants et généralisés. La percussion donne une sonorité exagérée et le docteur Descroizilles a fait remarquer que cette sonorité était surtout au-dessous des clavicules et au voisinage de l'épine de l'omoplate, le thorax bombe en avant et en arrière.

Quand l'enfant n'est pas traité, la crise peut se terminer par une expectoration et presque toujours c'est une terminaison brusque ; s'il n'y a pas expectoration la crise est beaucoup plus longue et va en s'affaiblissant progressivement.

Après la crise, l'enfant est épuisé, il s'endort, c'est la prostration la plus complète et à un tel point que le lait ou un autre aliment est énergiquement refusé.

Est-ce que l'enfant asthmatique expectore ? Est-ce qu'il rendra les crachats perlés pathognomoniques ? Oui, cela se voit ; mais ainsi que l'apprend le docteur Legendre, il faut apprendre aux enfants à expectorer et ainsi cet auteur a pu recueillir des mucosités abondantes au milieu desquelles se trouvaient les crachats perlés de Laënnec.

Nous ne parlons pas des accidents syncopaux que l'enfant peut éprouver : nous ne nions pas qu'ils existent car certains auteurs les ont relatés, mais aucun de nos petits malades n'en ayant présenté, nous avons laissé ce point sans l'étudier.

Nous venons de voir une crise d'asthme typique. Est-ce que nous aurons toujours cet accès brusque, alarmant? Non, à côté, nous trouverons des crises simplement ébauchées où plusieurs symptômes manqueront.

Dans certains cas, il n'y aura pas d'oppression, pas d'étouffement, ce sera une forme fruste et si l'on veut en faire une bonne étude, il suffit de lire l'observation d'asthme torpide publiée par le docteur Moncorgé en 1895 dans le *Lyon Médical*.

Ces formes bâtardes ne doivent pas nous étonner, car l'élément nerveux entre pour une grande part dans l'asthme, aussi les différentes manifestations de cette maladie seront-elles nombreuses et ce sont ces ébauches qu'il faudra apprendre à connaître et à diagnostiquer.

Les deux observations du docteur Moncorgé sont du plus haut intérêt ; dans la première nous lisons une description de la crise typique ; dans la seconde nous voyons la forme torpide de l'asthme. Cet intérêt est d'autant plus palpitant que les deux malades sont les deux frères : la veille de sa crise, l'aîné (6 ans) était pris de nausées, de vomissements et alors éclatait un véritable accès avec dyspnée, asphyxie, même de la fièvre (39°). Son frère (5 ans) a un caractère différent ; autant son aîné était violent, emporté, autant il est doux et tranquille. Celui-ci n'avait jamais été malade, aussi les parents faisaient appeler le docteur Moncorgé seulement pour son frère. C'est en examinant ce dernier que le médecin entendant tousser le plus jeune l'ausculta et il fut étonné d'entendre des râles sonores, sibilants et ronflants avec des inspirations à tonalité très élevée. Il n'y avait pas de fièvre, pas de dyspnée, l'enfant ne se sentait pas malade et alors interrogeant les parents, le docteur Moncorgé apprit que chaque mois à peu près à la même époque, l'enfant « a aussi quelque chose », il est « mal en train » pendant un ou deux jours et tout se rétablit. Un an plus tard le petit asthmatique revint voir son médecin et le 14 juillet 1893, il eut un accès torpide. Le docteur Moncorgé se basant sur la périodicité, sur le catarrhe musical, sur l'hérédité directe, posa le diagnostic d'asthme torpide. L'asthme torpide existe donc et nous ne pouvons mieux faire que de nous inspirer des paroles du professeur Brissaud : « Le catarrhe bronchique tout seul suffit pour « que la crise soit constituée. Lorsqu'il survient à l'im- « proviste et disparaît de même sans cause connue, sans « réaction fébrile, surtout lorsqu'il a des retours périodi- « ques, le doute n'est guère possible. »

Voici nos deux types bien constitués : l'un c'est l'accès brusque, fébrile avec dyspnée, à manifestation bruyante, l'autre c'est l'asthme torpide, sans fièvre et pouvant passer inaperçu si l'on ne fait pas un examen soigneux.

Qu'il nous soit permis d'insister pour le diagnostic sur un symptôme que nous trouvons dans la lecture des auteurs qui nous ont précédé et sur lequel on n'a pas assez insisté : nous voulons parler de la bronchite musicale: c'est ce symptôme que nous pouvons appeler pathognomonique et qui est d'une très grande valeur, qui permit au docteur Moncorgé de faire un diagnostic.

Dans notre observation IV, l'auscultation du petit malade qui vint à la consultation ne donna rien, mais à distance on entendait des râles musicaux, et deux médecins appelés précédemment avaient diagnostiqué, l'un une bronchite, l'autre une coqueluche, tandis que le docteur Comby, se basant sur la musicalité des râles, pensa à l'asthme.

Dans l'observation VI, des bruits musicaux s'entendaient à distance ; dans l'observation VII, il y avait des poussées de bronchite bruyante ; dans l'observation VIII, les râles sibilants avaient un timbre musical ; mais ce caractère est très frappant dans les observations XII, XIII et XV où le sifflement était non seulement perceptible pour l'entourage, mais même s'entendait d'une pièce voisine.

Le principal caractère de ces râles est d'être fugitifs, perçus tantôt à un endroit, tantôt à un autre et de cesser complètement. Cette disparition rapide des râles musicaux et leur brusque changement de place ne peut qu'étonner et demande une explication ou du moins soulève une hypothèse très plausible.

Salter explique ce phénomène par la contraction et la distension alternatives des muscles bronchiques. Si la contraction cesse, le bruit musical entendu dans cette partie du thorax disparaît et fait place au murmure vésiculaire naturel, tandis que les tubes voisins se contractent à leur tour et donnent le bruit musical. Comme ce ne sont que des phénomènes nerveux, il en résulte que ce sont des phénomènes mobiles et transitoires.

Maintenant que nous avons étudié la crise, voyons ce qu'il en restera et si l'enfant une fois guéri, la restitution *ad integrum*, au point de vue pulmonaire, sera une terminaison normale.

Dans la plupart des cas nous pouvons répondre franchement oui. René Blache a fait remarquer que chez les enfants qui n'ont pas eu de phlegmasies bronchiques antérieures, il peut se développer à la suite des accès d'asthme, un emphysème temporaire dont le pronostic sera favorable car il a une rapide tendance vers la guérison. Dans ce cas, l'élasticité du poumon n'a pas été éprouvée par des poussées inflammatoires antérieures qui préparent la rupture du tissu conjonctif des alvéoles du petit asthmatique.

Mais si une coqueluche, par exemple, a précédé l'asthme, qu'arrivera-t-il ? Oh ! alors, le pronostic sera bien moins bon et il est à craindre que sous l'influence de la crise d'asthme, l'emphysème ne devienne permanent.

Ainsi que le fait remarquer Germain Sée, les alvéoles restent dilatées et l'emphysème persiste avec plus ou moins d'intensité, jusqu'à même empêcher les enfants de se livrer à leurs jeux. C'était le cas pour le petit malade du docteur Descroizilles dont le diamètre antéro-postérieur de la poitrine s'était développé ; dont la respiration restait sifflante, et la sonorité du thorax à la percussion était exagérée.

C'est également le cas pour la malade de notre observation I, qui ne peut plus monter un escalier sans être essoufflée, et même l'emphysème est devenu si considérable, qu'il a influé sur le thorax en amenant une certaine voussure de la région costale.

Quant au cœur, il tend souvent à s'hypertrophier, mais en général il réagit bien et on ne rencontre pas d'hyposystolie. A l'auscultation on n'entend jamais de souffles, mais dans certains cas le docteur Deseroizilles a perçu au niveau de la région précordiale un bruit métallique dont nous ne pouvons donner la signification.

Mais du côté du squelette, et c'est malheureusement le cas pour la malade de notre observation I, nous voyons des déformations thoraciques persistantes. La poitrine s'aplatit sur les côtés, tandis qu'à l'union des côtes et des cartilages, il y a une forte saillie en avant. Si l'enfant est rachitique ou a une tendance à le devenir, les bourrelets unissant les côtes aux cartilages ne peuvent que s'hypertrophier. La colonne vertébrale elle-même ne reste pas insensible et on voit souvent à la scoliose s'allier la cyphose.

Tels sont les principaux symptômes de la crise d'asthme, nous allons les retrouver dans la lecture de nos observations.

Observations

OBSERVATION I

(Personnelle).

Camille Gir..., âgée de 14 ans et 6 mois, entrée dans la salle Chaumont du service de M. le docteur Comby le 14 mai 1901. Lit n° 30.

Dans les antécédents héréditaires de cette petite malade, nous allons relever un certain nombre de faits permettant de reconnaître nettement une souche arthritique doublée d'une souche nerveuse.

La mère est âgée de 31 ans, fortement obèse, nerveuse, s'emportant pour un rien et versant des larmes à profusion avec non moins de facilité. Elle a eu sept grossesses dont deux fausses couches, un enfant est mort d'une bronchite et avait eu pendant sa vie de nombreuses crises d'oppression.

Le grand-père paternel fut un alcoolique qui fut interné pendant 15 mois. Le père de l'enfant eut deux frères, une tante, et un neveu qui sont morts fous ; un autre membre de la famille proche parent de notre malade a vécu complètement idiot.

Voilà une souche nerveuse, nettement tarée. En passant nous tenons à faire remarquer que la diathèse a franchi le père de notre malade sans le toucher.

Antécédents personnels. — L'enfant est née à terme, a été nourrie au sein jusqu'à 9 mois, a eu sa première dent à 8 mois et a commencé à marcher à 13 mois. Peu après sa naissance elle eut une ophtalmie purulente et de nombreuses poussées d'eczéma jusqu'à 9 ans. A cela il faut ajouter une rougeole à 4 ans et une éruption discrète de variole. La rougeole fut suivie d'une coqueluche qui dura environ 3 mois et fut assez violente. A 9 ans, l'eczéma s'améliore de lui-même sans aucun traitement, mais quelques semaines après, l'enfant est prise tout à coup la nuit d'oppression, de dyspnée : la face devient cyanosée et cet état très pénible dure environ une heure ; pendant les quelques jours qui suivent, la malade tousse, puis tout rentre dans l'ordre. Ces accès et la bronchite se renouvelèrent assez fréquemment.

Vers l'âge de 11 ans, la malade commence à se voûter, elle devient cyphotique avec scoliose à convexité tournée vers la droite. Que s'était-il donc produit ? Cette enfant est d'un tempérament arthritique, héréditaire, elle offre l'exemple d'une nutrition imparfaite : petite pour son âge, nodosités costales, facies pâle ; alors sous l'influence des quintes antérieures de coqueluche, sous l'influence des crises d'asthme actuel, sous l'influence de la décalcification des os par le rachitisme, le poumon est devenu emphysémateux, il s'est développé, il a voulu forcer les barrières naturelles et alors la cage thoracique de l'enfant cédant sous la poussée et très malléable s'est développée sous l'influence de cette force et la colonne vertébrale s'est déviée.

Et cet emphysème est très manifeste : l'enfant annonce elle-même qu'elle ne peut monter un escalier sans être essoufflée, qu'elle ne peut courir. A la percussion nous avons une résonnance considérable. l'auscultation présente un murmure vésiculaire très affaibli et une respiration humée. Nous pouvons même dire que la dilatation emphysémateuse s'est faite presque exclusivement à la partie postérieure du poumon, car en avant, nous trouvons une respiration à peu près normale.

L'enfant est restée bien portante pendant 4 mois dans le service ; elle a été traitée par l'iodure de potassium et n'a jamais eu de crises.

OBSERVATION II

Ernest Nick..., petit garçon, âgé de 4 ans, entre le 18 mai 1898 dans la salle Chaumont du service de M. le docteur Comby.

Antécédents héréditaires. — Père âgé de 33 ans, pas d'arthritisme apparent, pas de migraines, a eu un eczéma dans son jeune âge, guéri vers l'âge de 20 ans, peu après s'est produite une nouvelle poussée d'eczéma localisée aux coudes droit et gauche et aux jambes. Mère âgée de 25 ans, a eu de la bronchite vers l'âge de 20 ans au moment où elle nourrissait cet enfant. A ce moment sa respiration était pénible et anxieuse, elle était souvent obligée de s'asseoir, les accès apparaissaient de temps en temps et ont duré 2 ans environ, aucun médecin ne fit le diagnostic d'asthme. Elle a eu un autre enfant rachitique.

Antécédents personnels. — L'enfant est âgé de 4 ans, né à terme, nourri au sein exclusivement jusqu'à 7 mois, puis sein et bouillies. A eu sa première dent à 6 mois. Il a parlé très tard, commençait à bégayer quelques mots vers l'âge de 28 mois. A marché vers 13 mois. L'enfant a eu la rougeole vers l'âge de 2 ans et demi, il fut soigné chez ses parents et fut vite rétabli. A l'âge de 15 mois, il a eu de l'eczéma qui s'est généralisé sur toute la face. Cet eczéma a persisté jusqu'au mois dernier et il a été soigné à la salle Bazin.

A 2 ans, l'enfant était pris brusquement d'un accès d'asthme; depuis cette époque, à des intervalles plus ou moins longs (10 à 15 jours), il a eu des accès souvent très violents.

Etat actuel. — L'enfant a fort bel aspect, il est bien portant, coloré, fort, aucun stigmate de rachitisme. Thorax est bien conformé, pas de chapelet, pas de déformation, langue légèrement blanche, digestions bonnes, pas de constipation ni de diarrhée, pas de vomissements, foie et rate normaux.

Dans l'intervalle des accès, il ne tousse pas, à l'auscultation on trouve toutefois des râles de bronchite généralisée s'étendant des deux côtés. Pouls normal, température 37°, le cœur est bon, pas d'albumine dans les urines.

Le malade fut traité par la poudre de Dower.

OBSERVATION III

(Docteur Lapierre).

Petit garçon, âgé de 11 ans.

C'est un garçon robuste, qui a eu la rougeole, la coqueluche et un eczéma impétigineux dans son enfance.

Le père est très valide, a eu la syphilis (confidentiel). Arthritique, migraineux, dyspeptique, ayant souvent du coryza. La mère est de souche nerveuse.

L'enfant a eu de la bronchite à 10 ans, avec des sifflements qui durèrent une partie de l'hiver, la dyspnée était légère et ces petites attaques d'asthme furent rares.

L'année suivante, nouvelle bronchite asthmatiforme, je l'envoie au Mont-Dore où il fait une cure pendant les années 1897, 1898 et 1899. L'état des bronches s'améliore à ce point qu'au Mont-Dore on le déclare guéri et on déclare inutile qu'il revienne en 1900. Mais depuis le début d'octobre, il retombe et ne quitte plus la chambre pendant tout l'hiver. Au moindre changement de température ou d'état hygrométrique des accès violents d'asthme et de bronchite catarrhale reparaissent. L'accès durant une heure ou deux s'accompagne de violentes crampes gastralgiques et le lendemain le malade n'en peut plus.

Le poumon droit présente dans toute sa hauteur de l'affaiblissement du murmure vésiculaire dû sans doute à de l'emphysème, peut-être aussi à de l'adénopathie car il y a un peu de matité au niveau du hile. Pas de symptômes de tuberculose. Pendant ces journées l'appétit faiblit et les forces de même.

Je pense avoir donné tout l'arsenal thérapeutique : iodures, bromures, datura et belladone, poudre de cigarettes. Le sirop de morphine calme assez bien, mais provoque des vomissements. L'eau de la Bourboule, la liqueur de Fowler, l'iodure d'éthyle ne font rien.

La Vallée de la Meuse est humide et le petit malade habite au bord du fleuve. J'ai songé à le déplacer l'an prochain. Le climat méditerranéen serait excitant pour ses nerfs. Chaque bronchite nouvelle ramenant des crises, Eaux-Bonnes ne serait-il pas préférable au Mont-Dore ?

OBSERVATION IV

(Personnelle).

Eugène Thève...., âgé de 15 mois.

Cet enfant s'est présenté à la consultation du docteur Comby, le 21 mai 1901.

La mère demande une consultation pour l'oppression et les râles que l'on entend à distance. L'interrogatoire nous apprend que les parents et grands-parents de l'enfant sont ou ont été bien portants, sauf le père, âgé de 35 ans, qui est déjà fortement obèse, il pèse plus de 100 kilos; de plus il a de temps en temps, la nuit, des accès d'étouffement qui durent un certain temps avec sensation de constriction à la gorge, aussi cherche-t-il, avec ses mains, à se débarrasser d'un lien qu semble l'étreindre. Les crises disparaissent rapidement et i s'ensuit l'expulsion de quelques crachats.

Actuellement l'enfant présente un facies pâle, ses muqueuses sont plus ou moins colorées et on entend à distance des râles musicaux. L'enfant est pris assez souvent la nuit d'accès d'oppression, de dyspnée et par la suite l'enfant reste enrhumé pendant plusieurs jours. Aujourd'hui on entend des râles musicaux à distance, on voit une certaine dyspnée, et chose curieuse l'auscultation la plus attentive ne donne rien. Un médecin précédemment consulté a diagnostiqué bronchite, un autre coqueluche et le docteur Comby a montré que c'était de l'asthme avec bronchite consécutive. Le frère du petit malade est également très obèse.

OBSERVATION V

(Prise par M. le docteur Comby.)

1901. — Jules C... Enfant âgé actuellement de 7 ans et demi, très intelligent, très nerveux, très irritable, nourri au sein par sa mère jusqu'à l'âge de 3 ans. Jusqu'à l'âge de 6 mois eczéma de la face très prurigineux, plutôt sec. Quand cet eczéma disparut pour ne plus revenir, l'asthme s'est déclaré. Premier accès formidable vers l'âge de 7 à 8 mois, faisant penser à la bronchite capillaire. Durée de l'orthopnée 24 heures, puis léger catarrhe bronchique pendant plusieurs jours.

Tous les 4, 5 ou 6 mois, retour des accès plus ou moins violents, les accès ont surtout été très violents pendant les deux ou trois premières années, puis ils se sont atténués et écartés. Retour sous l'influence de refroidissements, de jeux violents, des émotions vives.

Au moment de l'accès toux saccadée, puis dyspnée (50 à 60 respirations), cyanose des lèvres, instabilité des signes d'auscultation, râles aux deux bases. Le catarrhe bronchique persiste plusieurs jours après la disparition de la dyspnée. Fièvre modérée, 38°,5 au plus ; après l'accès pâleur, abattement qui persiste environ pendant une semaine ; l'appétit s'est bien soutenu dans l'intervalle des accès. Cet enfant est plutôt maigre, a eu la rougeole à 6 ans et demi, sans que cette maladie qui a été bénigne ait provoqué un accès. Pneumonie franche à droite vers 7 ans ; grippe pendant huit jours, varicelle bénigne ensuite.

Antécédents héréditaires. — Père nerveux, arthritique ; grand-père graveleux ; arrière-grand'mère asthmatique ; grand'mère diabétique, arrière-grand-père goutteux.

Mère saine, grand'mère maternelle ayant eu de la lithiase biliaire.

Donc tare arthritique des deux côtés, surtout du côté du père, dont la grand'mère était nettement asthmatique, l'asthme avait donc sauté deux générations.

OBSERVATION VI

(Du docteur Kœnig.)

Le 20 mars 1897 le docteur Kœnig vit en consultation une petite fille de 4 mois, prise depuis deux jours d'une toux quinteuse avec oppression forte, bruits musicaux entendus à distance sans coryza, sans fièvre, sans enchifrènement. La digestion était parfaite, pas de diarrhée, pas de constipation.

Ce ne pouvait être qu'un accès d'asthme.

La mère était grosse et forte avec tendance rapide à l'obésité.

La petite malade fut traitée par l'ipéca à doses fractionnées et par l'iodure de potassium 0,05 par jour.

OBSERVATION VII

(Prise par le docteur Comby.)

Garçon de 12 ans, eczéma pendant six mois de la première année ; asthme typique à l'âge de 8 ans, hérédité arthritique.

Le 7 juin 1901, on me conduit un garçon de 12 ans, assez fort, bien membré, mais court de taille (de la taille d'un enfant de 8 ans).

Antécédents héréditaires. — Mère bien portante quoique migraineuse. Sa mère est morte de rhumatisme cérébral à l'âge de 86 ans. Elle a eu de l'eczéma chronique, son père était goutteux avec tophus aux mains.

Le père de l'enfant est un peu obèse, a du diabète intermittent.

Antécédents personnels. — L'enfant a été nourri au sein par une bonne nourrice jusqu'à l'âge de 14 à 15 mois, a marché à un an. Vers l'âge de six mois quoiqu'il fût un très bel enfant, il a présenté un eczéma de la face et de la tête qui a duré pendant six mois au moins. A partir de ce moment poussées de bronchite ayant le caractère bruyant et musical que présentent les bronchites asthmatiformes. Il y a quatre ans, au milieu de la nuit, premier accès d'asthme typique, l'enfant étouffait, se plaignait de ne pas pouvoir respirer, la crise d'orthopnée a duré cinq à six heures, suivie d'une légère bronchite musicale pendant deux jours.

Depuis cette époque nombreux accès semblables revenant à des intervalles réguliers, surtout pendant les chaleurs de l'été. Il y a deux ans se trouvant dans la Forêt Noire à 800 mètres d'altitude, l'enfant a eu trois violents accès d'asthme nocturnes.

Il y a six mois (janvier 1901) crise appendiculaire bénigne avec constipation.

L'enfant est vigoureux, mangeant bien, ne se plaignant pas en dehors des crises. L'auscultation est négative, pas d'emphysème, les battements du cœur sont réguliers. L'examen du ventre ne montre plus trace d'appendicite.

Rien dans la gorge, en somme asthme typique d'origine arthritique.

Comme traitement affusions froides et frictions, cure d'arséniate de Na alternant avec le sirop iodotannique, dix jours de l'un puis dix jours de l'autre, saison à la Bourboule.

OBSERVATION VIII
(Du docteur Comby.)

Garçon de 12 ans ; eczéma arthritique durable pendant la première année, plus tard asthme, hérédité arthritique.

J'ai observé le 7 juin 1901 un garçon de 12 ans petit de taille, quoique fort et assez gros, ayant eu pendant six mois un eczéma chronique qui a disparu tout seul.

Antécédents héréditaires. Père gros, obèse, ayant du diabète d'une façon intermittente, mère migraineuse, grand'mère rhumatisante et eczémateuse (morte de rhumatisme cérébral). Grand-père goutteux, tophus aux doigts.

Antécédents personnels. Nourri au sein par une bonne nourrice, l'enfant venait bien, était très beau, à l'âge de six mois a présenté un eczéma de la face et de la tête, très prurigineux, se déchirait par les grattages. Cet eczéma a résisté à tous les traitements. A 12 ou 13 mois, au moment du sevrage, cet eczéma a disparu. L'enfant a marché de bonne heure, à 18 mois coqueluche suivie de bronchopneumonie ou de bronchite asthmatiforme. Depuis cette époque nombreuses atteintes de bronchite à caractère sibilant et musical.

Vers l'âge de 8 ans, au milieu de la nuit après minuit crise d'orthopnée subite ayant duré plusieurs heures et s'étant accompagnée de catarrhe bronchique musical pendant 2 jours. Depuis cette époque nombreux accès nocturnes semblables, surtout pendant l'été, survenant aussi bien à Paris qu'à la campagne, aussi bien à la mer qu'à la montagne. Pas d'emphysème en dehors des accès.

État actuel. Assez bel enfant, quoique souvent pâle, petit de taille, auscultation négative (rien aux poumons, ni au cœur.) Pas d'eczéma actuellement, peau nette, bon appétit, mais constipation.

OBSERVATION IX

Du docteur Comby.

Garçon de 7 ans. Eczéma dans la première enfance, hérédité arthritique.

Le 27 juin 1901 on me présente un enfant de 7 ans (né le 22 avril 1891) atteint depuis longtemps d'accès d'asthme.

Antécédents héréditaires. — Père grand et fort, nerveux, a eu la chlorose, des coliques hépatiques, de la glycosurie grand'mère cardiaque.

Un frère mort de chorée, une sœur plus jeune bien portante.

Antécédents personnels. — Né à terme, accouchement naturel, l'enfant très vigoureux, a eu successivement trois mauvaises nourrices, après quoi il a été nourri avec du lait de chèvre et du lait stérilisé. Vers l'âge de 4 mois eczéma de la face, très prurigineux, sec, sans croûtes, qui a duré jusqu'à 2 ans. Le docteur Brocq consulté en a fait un eczéma nerveux héréditaire. Plus tard l'eczéma a disparu, non sans quelques rechutes de temps à autre en différents points du corps. C'est surtout depuis que l'enfant a des crises d'asthme que l'eczéma a cédé. Vers 1 an, maladie fébrile que l'on a désignée sous le nom de fièvre muqueuse. A 18 mois, premier accès d'asthme qui fut pris pour une broncho-pneumonie, mais qui s'en distingua par sa courte durée et par l'absence relative de fièvre.

Enfant pâle, maigre, dyspeptique, n'ayant marché qu'à 18 mois (jambes un peu déviées, thorax asymétrique, rachitisme). Un médecin consulté à cette époque parla d'asthme et de dyspnée. Depuis cette époque l'enfant a eu de fréquentes crises d'asthme à l'occasion d'un refroidissement, d'un rhume, d'une fatigue, d'une émotion et en avril 1898 (à l'âge de 4 ans), l'enfant a eu des convulsions très inquiétantes qui ont duré 7 heures, sans cause appréciable et qu'on attribua à de l'embarras gastrique. Ces convulsions ne se sont plus reproduites.

En juillet et août de la même année, saison à la Bourboule qui a un peu fortifié l'enfant.

Les deux derniers accès d'asthme datent du 25 mai et du 20 juin 1901 ; ils ont duré 4 ou 5 jours y compris la période catarrhale. Dyspnée très intense et parfois très inquiétante.

Constipation habituelle, nervosisme, surexcitation, lassitude, paresse.

Appétit excellent, l'enfant mange beaucoup, sommeil satisfaisant.

État actuel. — Enfant pâle et maigre, un peu anémié (souffle dans les vaisseaux du cou). Pouls plus lent, 60 pulsations avec quelques intermittences. Pas de souffle au cœur. Quelques râles insignifiants dans les poumons (fin de la crise d'asthme).

Estomac un peu dilaté, langue nette.

Je conseille des cures alternées d'iode et d'arsenic et quelques paquets eupeptiques avec protoxalate de fer. Plus tard on fera une cure au Mont-Dore.

Le cas est intéressant par la succession de l'eczéma, des accès d'asthme et des convulsions que je rattache à la même diathèse.

OBSERVATION X

Du docteur Comby.

H... Marie, petite fille de 6 ans, grosse, joufflue, bien portante, nourrie au sein, a marché de bonne heure. Aucune maladie sérieuse.

Depuis plusieurs années sujette à des rhumes qui se présentent ainsi : coryza spasmodique avec éternuements répétés, sensation de gêne, d'obstacle dans le nez avec anxiété, dyspnée, puis toux, râles sibilants et ronflants ; le tout dure 3 à 4 jours.

On a consulté un spécialiste qui a trouvé une muqueuse congestionnée et a refusé de la cautériser. Pas de végétations adénoïdes. Chaque fois que l'enfant va à la mer (Berck et Biarritz) elle a de fréquents accès de cet asthme qui se porte sur le nez, mais qui depuis quelque temps semble se porter sur les bronches et se compléter ainsi progressivement.

A. H. — Père fort, vigoureux, arthritique, tendance à l'obésité ; mère rachitique, nettement asthmatique.

Un frère plus jeune dyspeptique, nerveux, anémique.

Chez cette fillette, vu l'influence héréditaire générale de l'arthritisme, il faut relever l'hérédité similaire et directe (asthme de la mère).

OBSERVATION XI

Gill... Robert, 5 ans et demi, venu à la consultation le 25 janvier 1900.

A. H. — Mère bien portante, père à 36 ans, grand-père asthmatique (mort à 66 ans). Pas d'autre enfant (jumeau).

A. P. — Venu par le siège (jumeau), nourri au sein, a marché à 11 mois, coqueluche à 2 ans. Il y a 6 mois, fut pris tout à coup d'un sifflement respiratoire qui dura 15 jours, 2 mois après nouvel accès musical pendant 20 jours. — 3° accès pendant dix jours. Actuellement sifflement perceptible à distance et expiration prolongée.

OBSERVATION XII

(Personnelle).

Beun... Maurice, âgé de 4 ans.

Père, 40 ans, bien portant, aucune manifestation d'arthritisme.

Mère, 33 ans, bien portante.

3 enfants bien portants non asthmatiques.

L'enfant a été nourri au biberon, a eu ses premières dents à 8 mois et a marché de bonne heure. Il a toujours été bien portant, il n'aurait eu comme maladies antérieures que la varicelle dont l'éruption a laissé quelques traces sur le corps.

Depuis 2 ans, l'enfant est pris 10 à 12 fois dans l'année, à une époque différente, pas plus la nuit que le jour, d'accès brusques d'oppression, accompagnés d'une toux profonde, sèche et d'une dyspnée intense avec sifflement qui est perceptible par l'entourage même d'une pièce voisine. Dans l'intervalle des accès, l'enfant est bien portant, mais il a toussé un peu et il est dyspeptique.

Actuellement l'enfant est bien portant, il présente un thorax développé qui bombe en avant, toux légère, un peu de dyspnée. A l'auscultation on trouve de gros râles de bronchite qui ne suffisent pas à expliquer cette dyspnée.

Observation XIII
Du docteur Comby.

10 décembre 1901. — Garçon de 3 ans et demi que j'ai vu déjà plusieurs fois pour de l'anémie dyspeptique due à une mauvaise alimentation.

A. H. — Mère rhumatisante, grand-père maternel goutteux, les deux arrière-grands-pères asthmatiques, un oncle également asthmatique.

A. P. — Né à terme, pesait 4 livres seulement, a eu plusieurs nourrices assez mauvaises, a marché tard, constipation avec poussées d'entérite, anémie. Aujourd'hui, quoique maigre va mieux à ce point de vue.

Dès l'âge de 8 à 10 mois, on a remarqué qu'il toussait par quintes courtes et avortées, à intervalles irréguliers, puis bronchites soudaines asthmatiformes.

A l'âge de 15 à 18 mois, grand accès d'asthme pris pour une broncho-pneumonie avec fièvre. Puis tous les mois accès semblables, plus ou moins forts, durant deux ou trois jours. Au mois de juillet 1901, accès très fort, ayant duré plusieurs jours avec une température de 39°, dyspnée intense, râles musicaux entendus à distance. Le médecin a cru à une broncho-pneumonie. Cependant guérison rapide. Rien dans l'intervalle des quintes. Depuis le mois de juillet, pas de véritable accès, seulement quelques quintes de toux, revenant le soir, la nuit, ou le matin.

Au moment des accès rien ne calme l'enfant, sauf les cataplasmes sinapisés.

Depuis 6 mois l'enfant suit alternativement une cure d'arsenic :

> Arséniate de Na...   0,02
> Eau distillée.......   100 grammes.
> Une cuillerée à café 2 fois par jour.

Avec une cure d'iodure de potassium.

KI................   2 grammes
Eau distillée......   100 grammes
Une cuillerée à café 2 fois par jour.

Cela paraît l'avoir soulagé puisqu'il n'a pas eu de grands accès depuis.

Au moment des accès il prend trois par jour d'un mélange de teinture d'aconit, de belladone, de grindélia, de lobélia, d'eau de laurier-cerise, d'élixir parégorique.

Observation XIV

(Personnelle)

Germaine Tor..., âgée de 10 ans, s'est présentée à la consultation de M. le docteur Comby le 31 décembre 1901.

Il y a un an, la mère avait déjà conduit son enfant à l'hôpital pour un asthme.

A. H. — Grand-père paternel asthmatique, grand'mère maternelle rhumatisante. Le père a de la bronchite catarrhale, la mère a des névralgies fréquentes, d'ailleurs tous deux sont nerveux, ont eu un autre enfant bien portant.

A. P. — Né à terme, accouchement spontané, nourrie au sein par sa mère jusqu'à sa 1re dent à 8 mois, a marché vers 15 mois. Vers l'âge de 4 ans l'enfant est prise de crises d'asthme, surtout la nuit. L'accès durait 3 ou 4 jours, râles abondants, piaulements, sifflements entendus dans la chambre voisine.

Il y a un an, on avait prescrit :

1° Huile de foie de morue ;

2° Frictions au gant de crin ;

3° Granules de Dioscorides ;

4° Tous les matins pendant 10 jours une cuillerée à café d'une solution d'IK. Cesser puis reprendre.

5° Pendant l'accès potion :

> T. de lobélia.
> T. de grindélia.

6° Séjour à la campagne, régime végétarien.

La malade revient à la consultation aujourd'hui, son état s'est bien amélioré, crises moins fréquentes, moins longues comme durée (1 jour), n'expectore pas. On conseille à la mère de continuer le traitement.

Pronostic et diagnostic différentiel.

Sur le pronostic, nous serons brefs : l'asthme infantile
a une tendance naturelle vers la guérison, d'autant plus
rapide qu'elle est aidée par une sage thérapeutique et
une bonne hygiène. Nous n'avons pas vu de cas mortels
dans la lecture des différents auteurs et nous avons dit
que si la phlegmasie bronchique consécutive est tapa-
geuse, elle est en revanche inoffensive et de peu de
durée. Nous porterons donc un pronostic favorable en
nous rappelant les paroles du professeur Brissaud :
« L'asthme infantile n'est pas en général destiné à durer
« au-delà de l'adolescence ou de la puberté et s'il dépasse
» cette limite, c'est presque invariablement pour s'atté-
» nuer de toutes manières ; les crises sont de moins en
» moins violentes, de plus en plus espacées et la guérison
« s'effectue ainsi d'elle-même par une sorte de désaccou-
« tumance insensible. »

En général nous pouvons conclure qu'à la puberté,
l'asthme infantile disparaît.

Pour porter ce pronostic favorable, il est d'abord nécessaire de faire un bon diagnostic.

Pour qui connait bien les antécédents héréditaires, les symptômes de la crise, le diagnostic est relativement facile, toutefois examinons les cas qui peuvent provoquer une erreur et étudions d'abord ce que nous appellerons les pseudo-asthmes par opposition à l'asthme vrai, à l'asthme essentiel que nous avons vu dans les chapitres et dans les observations précédentes.

Commençons par *l'asthme nasal*, l'asthme à point de départ naso-pharyngien que le docteur Dutauziet a si bien décrit dans sa thèse en 1891. Nous avons affaire à un cas d'oppression réflexe par irritation bulbaire provenant des filets terminaux de la muqueuse naso-pharyngienne et remarquons que ceci se passe souvent en plein terrain arthritique. En effet, l'arthritisme favorise l'érection du tissu lacunaire de la muqueuse pituitaire et de ce fait il résulte que sous une influence passagère, rhinite, ou coryza, un accès d'asthme se développe. Et chez les prédisposés une irritation ne sera pas nécessaire, mais il suffira de poussières, d'un corps étranger, d'une irrigation.

D'ailleurs on peut admettre que le Hay Fever envisagé d'abord par certains auteurs comme une névropathie, peut être considéré maintenant comme un véritable exutoire, comme un accès de goutte. Aussi nous nous étonnons de l'opinion du docteur Moncorvo qui prétend que les cas d'asthme par réflexe d'origine nasale sont rares et qu'il n'a jamais vu d'accès d'étouffement chez les en-

fants porteurs d'hypertrophie amygdalienne capable
même d'obstruer la glotte.

Si nous insistons peut-être un peu sur la pathogénie de
cet asthme, c'est pour faire ressortir les nombreux liens
qui l'unissent à l'asthme essentiel, c'est pour inviter le
médecin à se défier, à ne pas faire un diagnostic préci-
pité, car le traitement diffère totalement dans les deux
cas.

Voltilini ayant remarqué les relations entre l'asthme et
les lésions des fosses nasales a fait disparaître les crises
par l'ablation de polypes, de végétations adénoïdes.

Le professeur Grancher cite le cas d'un jeune garçon
qui entre pour une prétendue oppression d'origine emphysémateuse, qui disparaît par l'ablation de végétations.

L'œdème de la glotte s'accompagne d'une grande dyspnée, mais il y a un sifflement inspiratoire très intense au
niveau du larynx, du tirage au creux sus-sternal et l'examen digital montre les bourrelets hypertrophiés empê-
chant l'entrée de l'air. L'auscultation ne donne rien.

L'asthme dyspeptique fut décrit en 1896 par Hénoch ;
cet auteur cite l'observation d'un petit malade pris sou-
dainement de crises d'oppression avec cyanose et asphyxie.
Aussitôt que le vomissement était provoqué la crise ces-
sait comme par enchantement. Le professeur Grancher
en face de cette physionomie de l'affection s'est demandé
si c'était vraiment de l'asthme et, ajoute-t-il, Hénoch et
« Moncorvo ont abusé des termes en appelant asthme
« cette affection qui n'est en somme qu'une intoxication
« améliorée rapidement par un vomissement, par un

« purgatif, par un lavage de l'estomac. » Hénoch rapporte un cas où l'expulsion d'un taenia a guéri l'accès d'oppression.

Bref, le médecin devra toujours examiner le tube digestif de l'enfant, rechercher s'il digère bien, s'il n'a pas fait la veille un repas trop copieux ou quand il le permettra rechercher si l'estomac n'est pas dilaté. Un traitement eupeptique et une nourriture sagement réglée suffiront pour empêcher le retour de nouvelles crises.

Il nous suffit de citer les *crises d'asthme par excitation périphérique* que nous n'avons pu ranger dans l'asthme essentiel, car elles sont trop instables. Le froid, le changement de milieu, la différence de degré hygrométrique suffiront pour amener l'oppression et rappelons le cas du petit malade de Trousseau, qui, à Versailles, avait des crises terribles tandis qu'elles disparaissaient sans médicament à Paris.

Après ce diagnostic avec les cas d'asthme que nous pouvons appeler symptomatiques, voyons maintenant quelles sont les maladies qui présentent de la dyspnée, de l'étouffement, de l'asphyxie et qui peuvent simuler la vraie crise.

Nous débuterons par l'étude de deux maladies dont les manifestations oppressives serviront de transition entre les cas précédents et les suivants : nous voulons dire le *paludisme* et la *syphilis*.

Le paludisme peut donner lieu à des crises d'asthme. Moncorvo et Jules Simon en ont publié de nombreux cas ; la quinine à la dose de 1 gramme à 1 gr. 50 en 3 fois amènera une amélioration rapide. L'asthme s'observe fréquemment chez les hérédo-syphilitiques et Baginsky a attiré fréquemment l'attention sur ces accidents spasmodiques. Le traitement antisyphilitique suffira à diagnostiquer et à guérir ces crises. A ce sujet, Moncorvo relate les faits intéressants suivants : Chez certains malades de sa clientèle infantile, cet auteur a eu des crises d'asthme avec symptômes d'adénopathie trachéo-bronchique, mais en même temps il y avait des stigmates d'hérédo-syphilis et par un traitement prolongé, asthme et ganglions disparurent.

Étudions rapidement la *broncho-pneumonie*. Nous ne rappellerons pas l'erreur de Trousseau, ni celles qui furent faites dans notre observation XIII. La broncho-pneumonie ne débute pas brusquement, elle est presque toujours secondaire à une autre maladie et en particulier à la rougeole et à la coqueluche. Elle est loin d'être apyrétique, toujours accompagnée d'une température élevée, avoisinant et dépassant 40°, tandis que dans l'asthme, la fièvre, quand elle existe, dépasse rarement 38°. Dans la bronchite capillaire, l'auscultation révèle une pluie de râles fins, le bruit de tempête de Récamier.

Chez l'*enfant granulique*, il y a souvent dyspnée mais il y a aussi apyrétisme et d'autre part nous avons une perte de forces, un amaigrissement rapide qui fixeront notre diagnostic.

Le *pseudo-asthme cardiaque* est rare chez l'enfant et s'il existe, le médecin devra d'autant moins l'ignorer que les lésions valvulaires chez l'enfant sont loin d'être silencieuses, l'auscultation des souffles est éclatante. Si on avait un doute, une hésitation, il suffirait à une période de calme de faire marcher rapidement l'enfant, de lui faire monter un escalier pour ramener les accès d'étouffement.

La *laryngite striduleuse* débute brusquement, mais il y a presque de l'apnée, une voix aboyante et surtout pas de râles. l'angoisse est passagère et il y a une brusque terminaison après un paroxysme effrayant.

Chez l'enfant *atteint de croup* l'examen de la gorge montre les fausses membranes, la température est élevée, la toux et la voix sont complètement voilées.

Arrivons au diagnostic qui est souvent assez difficile, nous voulons dire l'*adénopathie trachéo-bronchique*. Ce diagnostic, grâce à un examen sérieux du malade, est possible. Les ganglions tuberculeux du médiastin s'accompagnent de matité interscapulaire, de fièvre, de sueurs nocturnes, d'un mauvais état général et ils apparaissent toujours à la suite d'une phlegmasie de la muqueuse bronchique.

Telles sont les principales causes d'erreur que le médecin aura à éviter, maintenant que le diagnostic est fait, voyons le traitement.

Traitement.

Faut-il traiter l'asthme chez les enfants ?

Cette question qui peut sembler superflue, a sa raison d'être. car nous avons vu que l'asthme infantile pouvait disparaître à la puberté, ou à l'âge adulte.

Cependant, il faut envisager les nombreux troubles qui peuvent survenir dans l'organisme par suite d'accès trop répétés et trop violents. C'est l'emphysème du poumon ; ce sont les déformations thoraciques dont nous avons vu un cas dans notre observation I ; c'est l'entrave à la croissance de l'enfant. Du côté intellectuel, les crises d'oppression auront un contre-coup, elles irriteront le caractère de l'enfant. elles amoindriront son système nerveux, et il arrivera que plus tard l'asthme sera remplacé par des migraines. des névralgies, même par des crises d'hystérie.

Aussi donnerons-nous à notre petit asthmatique un double traitement : *médicamenteux* et *hygiénique*.

Traitement de l'accès

L'accès impose la nécessité d'un soulagement aussi prompt que possible, le traitement palliatif qui s'adresse à l'accès permettra le traitement curatif et quand le paroxysme sera passé, l'organisme étant rentré dans un ordre curatif, on instituera ce dernier.

Les médicaments de l'accès sont innombrables et inefficaces pour la plupart. Nous citerons : les fumigations ou l'emploi des cigarettes contenant de la belladone, de la jusquiame, du datura stramonium ou du papier nitré. Trop souvent, ces moyens seront insuffisants et nous serons forcé d'avoir recours à l'injection de petites doses de morphine qui procurent un soulagement momentané. Néanmoins on se défiera beaucoup de l'opium chez l'enfant, la belladone peut être plus facilement et plus longtemps employée. Bretonneau et Guersant le formulaient :

> Extrait de belladone......
> Poudre de belladone...... } ââ un centigramme.

par jour, en continuant pendant longtemps.

Il est préférable d'employer les teintures qui sont d'un usage plus facile chez l'enfant : La teinture de Lobelia inflata, peut se donner progressivement de 20 à 100 gouttes, et Moncorvo prétend avoir poussé la dose jusqu'à 10 et 12 grammes. La teinture de Grindelia robusta donne également de bons résultats, XV à XX gouttes; on pourra atténuer l'intensité de l'accès d'asthme par la pyridine inhalée sur un mouchoir plié en quatre et suspendu au cou de l'enfant.

L'ipéca en poudre et à dose nauséeuse pourra faire avorter la crise et arrêter le spasme.

En présence d'un accès, voici le traitement que nous a formulé le docteur Comby.

1° Repos au lit avec aération de la chambre ;

2° Bottes d'ouate sinapisées en permanence :

3° Ventouses sèches sur le thorax ;

4° Un vomitif (ipéca, 0,10 centigrammes par année d'âge) ;

5° Prendre toutes les 2 à 3 heures, suivant l'âge, V gouttes de la mixture suivante :

Teinture de belladone........
—   drosera.........
—   lobelia........... } àã 2 grammes.
—   grindelia.........
Alcoolature de racine d'aconit..
Eau de laurier-cerise ....

Traitement du tempérament morbide.

L'asthme étant d'origine arthritique, l'iode occupant souvent une grande place dans le traitement de cette diathèse, il s'ensuit que nous devons l'employer sous ses différentes formes pour guérir nos petits malades.

Quelle est son action dans le cas qui nous occupe ?

Nous savons que l'iode a une action antidyspnéique sur l'encéphale et en particulier sur le bulbe. Il paralyse le fonctionnement nerveux et produit le narcotisme, il modère le pouvoir excitateur du centre vital et régularise la répartition de l'influx nerveux. Ce traitement, prolongé, peut amener l'iodisme, caractérisé surtout par de l'hyperhémie de la muqueuse nasale, qui sera combattue par des badigeonnages avec une solution de chlorhydrate de cocaïne. D'autre part, dans les cas d'asthme d'origine cutanée, l'iodothérapie pourra être contre-indiquée, et, parfois enfin, l'amaigrissement et la déperdition des forces peuvent faire interrompre le traitement.

Tels sont les avantages de l'iode, tels sont aussi les inconvénients que l'on devra bien connaître.

Nous conseillons de faire des cures iodurées interrompues et alternant avec des cures arsenicales.

1° Iodure de potassium.....   5 grammes.
Eau distillée...........   100   —

Une cuillerée à café matin et soir, dans un peu d'eau sucrée.

2° Quand cette solution sera terminée, on la remplacera par la suivante :

Arséniate de soude ......   2 centigrammes.
Eau..................   100 grammes.

Une cuillerée à café matin et soir. Après quoi, repos de dix jours et on recommencera.

Voyons maintenant la seconde partie du traitement, qui comprend l'hygiène du jeune asthmatique :

Cette partie a été traitée d'une façon magistrale par le professeur Brissaud, et nous ne pourrons mieux faire que de lui emprunter beaucoup.

Il faut accoutumer l'enfant aux brusques changements

de température et ne pas se soucier de ces préjugés qui portent à couvrir les enfants, à les empêcher de sortir quand il fait froid, à leur faire porter une surcharge de vêtements de laine et de coton.

Il est bien évident qu'il ne faudra pas, du jour au lendemain, brusquer les habitudes de l'enfant, mais peu à peu son trop grand nombre de vêtements sera enlevé et des sorties quotidiennes seront faites.

Les parents amèneront peu à peu l'enfant à une véritable accoutumance aux plus mauvais temps, mais cette accoutumance sera procurée par une autre méthode, nous voulons dire par l'hydrothérapie.

Le médecin conseillera les douches froides autant que possible, mais il arrive assez souvent que l'enfant ne réagit pas, aussi vaut-il mieux se servir de la douche écossaise.

La *douche écossaise* est formée par un jet brisé d'eau sous pression, à la température de 36° centigrades. Cette douche n'est pas violente, elle ne suffoque pas et l'enfant pourra la supporter pendant 4 à 5 minutes. A ce moment, l'enfant est entouré d'une sphère d'eau chaude et le doucheur, brusquement, enverra un jet d'eau froide sur la partie antérieure et sur la partie postérieure de l'enfant pendant 2 à 3 secondes. Peu à peu, les jours suivants, on diminuera la longueur de la douche chaude, pour augmenter la douche froide jusqu'à ce que celle-ci remplace complètement la première.

Le résultat ne se fait pas attendre et l'hydrothérapie devient un palliatif pour les accès, et, d'autre part, elle contribue, dans une large mesure, à fortifier l'enfant.

A côté, il ne faut pas oublier le traitement thermal.

Les petits malades pourront faire avec profit une saison de deux à trois mois au Mont-Dore. La Bourboule est également une station thermale de premier ordre et dont les effets heureux sont dus à l'arsenic, qui agit sur les dermatoses, au chlorure de sodium et au bicarbonate de soude, qui amélioreront ces mêmes dermatoses en agissant sur le tube digestif de l'enfant et en supprimant de ce fait la toxidermie.

Les bains de mer ne doivent pas être très bons, nous ne pouvons pas en parler par expérience, mais nous croyons que les brusques changements de température, que les vents vifs sont susceptibles de réveiller et de provoquer les crises. En tout cas, les plages les plus recommandables seront celles de la Vendée, de la côte sud-ouest de la Bretagne, tandis que les falaises normandes, exposées aux vents du nord, devront être défendues.

En resumé, le traitement par les médicaments, le traitement par l'hydrothérapie, le traitement thermal amélioreront et guériront le petit asthmatique et le mettront en mesure d'être fort et résistant contre les attaques toujours prêtes de l'arthritisme qui ne désarmera jamais.

CONCLUSIONS

1º L'asthme infantile est une maladie dérivant de l'arthritisme héréditaire; en effet on retrouve chez les ascendants de l'enfant, soit la goutte, la migraine, l'obésité, soit les névralgies faciales, soit l'asthme lui-même. Toutefois nous ferons remarquer que l'hérédité n'est que rarement similaire, car pour retrouver l'asthme, il faut remonter une ou deux générations, par exemple un grand-père asthmatique aura un fils goutteux et un petit-fils asthmatique.

2º Il y a des relations fréquentes et étroites entre l'eczéma et l'asthme, au point qu'on pourrait les considérer comme deux manifestations successives et diverses d'une même diathèse, la poussée eczématiforme étant un exutoire remplacé aussitôt par un autre exutoire, la crise d'asthme, mais en outre nous pouvons supposer une relation de cause à effet et que la crise d'oppression est un accès réflexe produit par un énanthème, par un véritable eczéma de la muqueuse bronchique.

3º L'accès d'asthme présente une symptomatologie frappante : avec une température peu élevée avoisinant

38°, on constate une dyspnée excessive avec mouvements respiratoires fréquents et une bronchite musicale de courte durée dont les râles s'entendent à une grande distance.

4° Ces symptômes joints au début brusque de l'accès et à son passage rapide à la guérison empêcheront le médecin de confondre la poussée d'asthme avec la bronchite capillaire et avec la broncho-pneumonie.

5° Se basant sur ces symptômes, le médecin portera un pronostic relativement bénin ; toutefois nous n'oublierons pas que l'asthme infantile est une manifestation de l'arthritisme et comme telle c'est une tare morbide qui reparaîtra sous une autre forme dans le courant de la vie.

6° Le traitement devra être fait avec soin et tout en guérissant l'asthme, il rendra plus bénignes les différentes manifestations de la diathèse qui pourront survenir plus tard.

BIBLIOGRAPHIE

R. Blache. — Etude sur l'asthme chez les enfants. Paris, 1890.

A. Bayet. — Un cas d'asthme chez un enfant de 9 ans.
— Cliniques de Bruxelles, 1888.

Descroizilles. — Deux cas d'asthme infantile.
— Revue mensuelle des maladies de l'enfance, 1889.

Brissaud. — L'hygiène des asthmatiques.

Grancher. — De l'asthme chez les enfants.
— Gazette médicale de Paris, 1889.

Legendre. — Causes, diagnostic et traitement de l'asthme.
— Revue d'obstétrique et d'hygiène de l'enfance, 1889.

Mesnard. — Cas d'asthme chez un enfant de deux ans.
— Journal de médecine de Bordeaux, 1889-90.

Dauchez. — Considération sur l'asthme infantile.
— Revue des maladies de l'enfance. Paris, 1891.

Comby, Grancher, Marfan. — Traité des maladies de l'enfance.

Moncorgé. — Asthme torpide chez un enfant.
— Lyon médical, juin 1895.

Taylor. — The connection between eczema and asthma.
— To.Y. Medical Journal ; octobre 1899.

Dutauziet. — Asthme chez les enfants porteurs de végétations adénoïdes. Thèse, Paris, 1891.

Loque P. — Asthme essentiel.
— Thèse, Paris, 1891.
Charcot, Bouchard, Brissaud. — Traité de médecine. Tome VI
Muggia A. — L'asma infantile.
— Gazz. de Torino, 1897.
Sornalini. — L'asma infantile.
— Boll. d. clin. Milano, 1896.
Moncorvo. — De l'asthme dans l'enfance et de son traitement.
Paris, Berthier, 1888.

IMPRIMERIE F. DEVERDUN, BUZANÇAIS (INDRE)

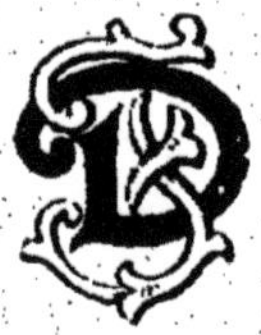

BUZANÇAIS (INDRE), IMPRIMERIE F. DEVERDUN.

BIBLIOTHÈQUE NATIONALE DE FRANCE
3 7502 01770879 5

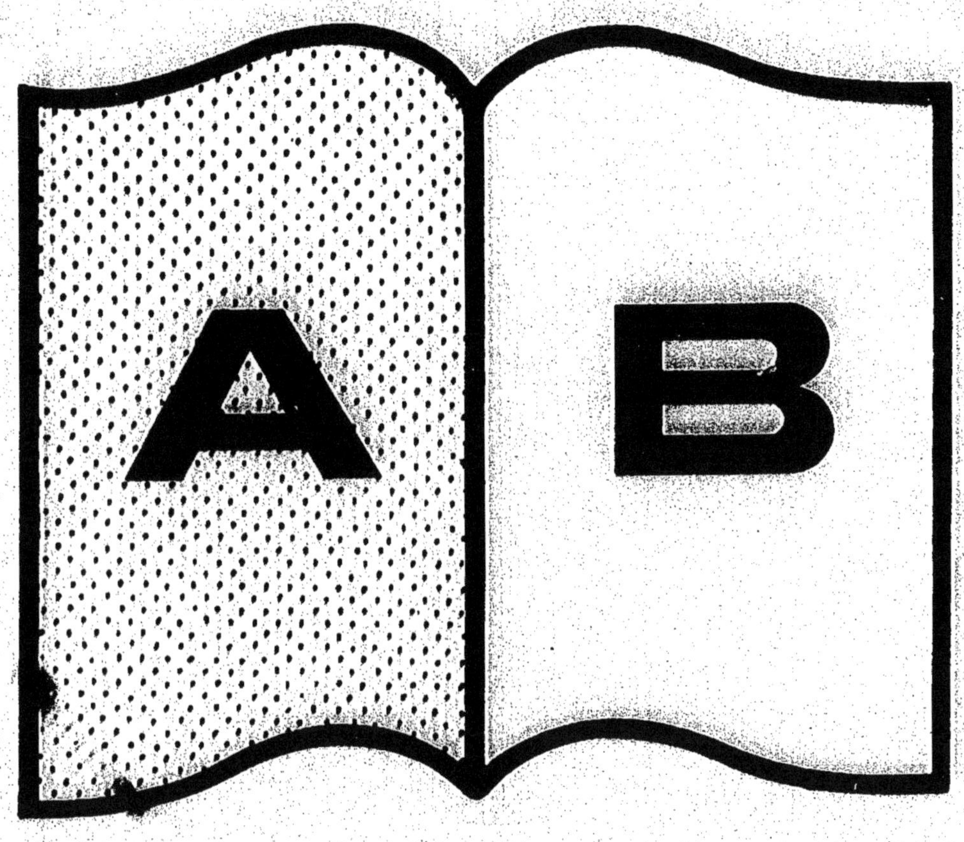

Contraste insuffisant

NF Z 43-120-14

www.ingramcontent.com/pod-product-compliance
Ingram Content Group UK Ltd.
Pitfield, Milton Keynes, MK11 3LW, UK
UKHW022316120726
13694UKWH00004B/1438